BEI GRIN MACHT SICH IHR WISSEN BEZAHLT

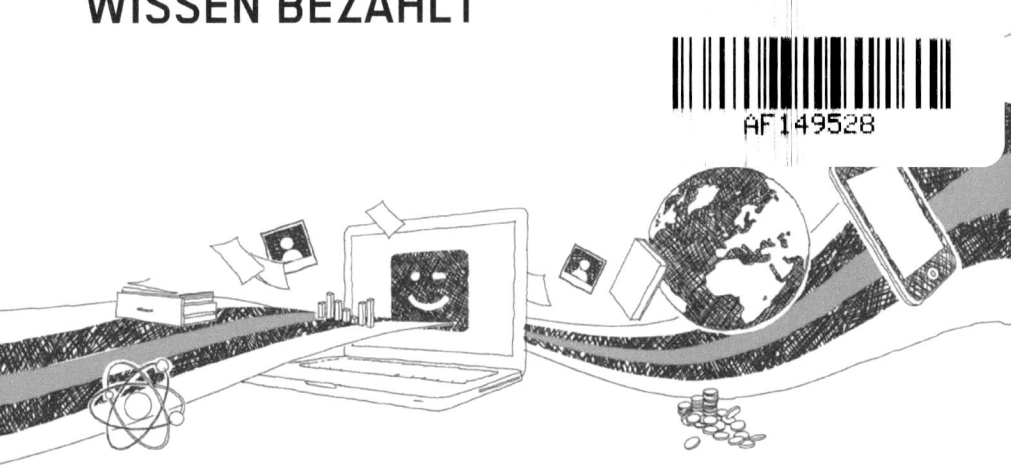

- Wir veröffentlichen Ihre Hausarbeit,
  Bachelor- und Masterarbeit

- Ihr eigenes eBook und Buch -
  weltweit in allen wichtigen Shops

- Verdienen Sie an jedem Verkauf

Jetzt bei www.GRIN.com hochladen
und kostenlos publizieren

GRIN

Jan-Hendrik Warrelmann, Anja Gerling

Präimplantationsdiagnostik - Grenzen und Möglichkeiten einer umstrittenen Methode

GRIN Verlag

Bibliografische Information der Deutschen Nationalbibliothek:

Die Deutsche Bibliothek verzeichnet diese Publikation in der Deutschen National-
bibliografie; detaillierte bibliografische Daten sind im Internet über http://dnb.d-
nb.de/ abrufbar.

Impressum:

Copyright © 2012 GRIN Verlag GmbH
Druck und Bindung: Books on Demand GmbH, Norderstedt Germany
ISBN: 978-3-656-40802-4

Dieses Buch bei GRIN:

http://www.grin.com/de/e-book/212549/praeimplantationsdiagnostik-grenzen-und-
moeglichkeiten-einer-umstrittenen

1. Einleitung

Stellen Sie sich folgendes Szenario vor : Sie befinden sich in einem brennenden Krankenhaus.
Sie haben nun die Wahl entweder einen Säugling oder 20 Embryonen in Petrischalen zu retten.[1]
Wie würden Sie sich entscheiden?

Genau dieses Gedankenexperiment des Harvard-Philosophen Michael Sandel veranlasst
sicherlich eine Vielzahl von Menschen dazu, sich eine persönliche Meinung zum Thema
Präimplantationsdiagnostik (PID) zu bilden.

Symbolisch betrachtet müsste die Wahl für Befürworter der Methode eindeutig sein.   So
entscheiden sie sich schließlich bei der PID auch gegen einzelne Embryonen und   für die
Erzeugung eines gesunden Babys.

Doch wer zuvor der Ansicht war, Embryonen seien vollwertige, schützenswerte Menschenleben,
der müsste sinngemäß in dieser Situation die, von der Anzahl her überlegenen, Embryonen vor
dem Feuer bewahren.

Doch würden Sie wirklich so entscheiden?
Diese Frage stellt man nun PID-Gegnern.

Das oben beschriebene Gedankenexperiment hat auch mein Interesse für das Thema PID
geweckt.

Zwar deutet es nur auf ein bestimmtes, von PID-Gegnern angeführtes, Argument hin, bietet aber
trotz dessen eine interessante Sichtweise.

In meiner Facharbeit setze ich mich also unter Anderem mit verschiedenen Stellungnahmen und
Ansichten zu diesem vieldiskutierten Thema auseinander, um herauszufinden, welche
verschiedenen Denkansätze in unserer Gesellschaft vertreten sind und wie diese begründet
werden.

Des Weiteren thematisiere ich die medizinische Vorgehensweise bei der PID, um eine
Verständnisgrundlage zu schaffen und informiere über einige rechtliche Grundlagen und die
Gesetze zur Regelung der Methode.

---

1   Vgl. SPIEGEL ONLINE: http://www.spiegel.de/spiegel/print/d-78602537.html (Stand: 09.01.2012)

2. Definition und Allgemeines

Die Präimplantationsdiagnostik (engl. treffender: Preimplantation Genetic Diagnosis (PGD)[2]) beschreibt ein Verfahren, bei dem per In-vitro-Fertilisation (IVF)[3] mehrere Embryonen erzeugt werden, die anschließend auf Erbkrankheiten untersucht werden können.

Wird krankhaft veränderte DNA gefunden, so wird der Embryo verworfen, ist er gesund, kommt es zur Einpflanzung des Embryos in den Mutterleib.[4]

Die PID bietet vorbelasteten Paaren somit die Möglichkeit, dem Risiko einer erbbedingten Krankheit ihres Kind aus dem Weg zu gehen und einen gesunden Embryo im Mutterleib heranreifen zu lassen.

Schon vor 21 Jahren wurde die PID zum ersten Mal an menschlichen Embryonen durchgeführt, damals in den USA.[5]

Im Mai 2001 existierten bereits 693 Kinder, die nach einer Präimplantationsdiagnostik geboren wurden[6], 2006 wurde das Verfahren ungefähr 1800 Mal durchgeführt.[7]

In vielen Ländern, wie zum Beispiel Frankreich, Belgien oder Spanien ist die umstrittene Methode bereits seit längerer Zeit zulässig.[8]

In Deutschland gab es bis zum Jahr 2010 keine klare gesetzliche Regelung zur PID.   Es wurde sich lediglich auf das Embryonenschutzgesetz (EschG) sowie die Grundrechte des Menschen berufen.

Am 5. Juli 2010 sprach der Bundesgerichtshof (BGH) jedoch einen Arzt namens Matthias Bloechle frei, der sich selbst wegen Verstoß gegen das eben genannte Gesetz angezeigt hatte. Bloechle hatte bei drei Paaren eine Präimplantationsdiagnostik durchgeführt.[9]

An dem Tag seiner Freisprechung entschied der BGH, die PID sei teilweise zulässig.

Dieses Urteil löste zahlreiche Debatten aus.

Sowohl unter Medizinern und Theologen als auch unter Politikern und Abgeordneten.

---

2 Vgl. Deutsches Referenzzentrum für Ethik in den Biowissenschaften: http://www.drze.de/im-blickpunkt/pid (Stand: 09.01.2012)
3 Künstliche Befruchtung im Reagenzglas
4 s. Anhang I, Bild 1 , vgl. SPIEGEL ONLINE: http://www.spiegel.de/panorama/gesellschaft/0,1518,772826,00.html (Stand: 09.01.2012)
5 Vgl.Zeitschrift für Heilpädagogik 6 (2003), S.234
6 Ebd.
7 Vgl. SPIEGEL ONLINE: http://www.spiegel.de/spiegel/print/d-78602537.html (Stand: 09.01.2012)
8 s. Anhang I, Bild 2
9 Vgl. Legal Tribune Online: http://www.lto.de/de/html/nachrichten/1803/zwischen-mensch-und-sache-gibt-es-keinen-kompromiss/ (Stand: 09.01.2012)

Am 06. Juli 2011 entscheidet sich schließlich der deutsche Bundestag für einen Gesetzesentwurf „zur Regelung der Präimplantationsdiagnostik".[10]

Nach einer lang andauernden Debatte stimmten 326 von 594 Abgeordneten im Bundestag für den Gesetzesentwurf, der es in besonderen Fällen, beispielsweise wenn eine schwerwiegende vererbbare Krankheit eines Elternteils vorliegt, erlaubt, eine solche Diagnostik durchzuführen.[11]

3. Medizinische Vorgehensweise bei der PID sowie Grenzen und Risiken der Methode

Die PID bezeichnet ein relativ junges, biomedizinisches Verfahren, welches - im Gegensatz zur Pränataldiagnostik (PND) - schon zu einem Zeitpunkt vor der eigentlichen Schwangerschaft durchgeführt wird.[12]

Voraussetzung dafür ist eine Hormonbehandlung der Frau, die es ermöglicht, mehrere Eizellen heranreifen zu lassen.

Es folgt eine künstliche Befruchtung im Reagenzglas (In-vitro-Fertilisation).

Aus den Eizellen werden „nach einigen Tagen der Reifung in der Regel eine oder zwei Zellen entnommen"[13]die DNA wird isoliert und einzelne Abschnitte werden auf erblich bedingte Krankheiten untersucht.[14]

Diese Untersuchung des Embryos kann generell zu zwei verschiedenen Zeitpunkten vorgenommen werden.

Zum einen besteht die Möglichkeit einer Diagnose im so genannten Blastomerenstadium.

Hierbei befindet sich der Embryo im 8-Zell-Stadium (Blastomere), wobei seine

Zellen als totipotent bezeichnet werden.

Das heißt es besteht für jede einzelne Zelle noch die Möglichkeit, sich in der Gebärmutter zu einem vollständigen Embryo zu entwickeln.[15]

Zu beachten ist hierbei jedoch,dass totipotente Zellen, nach dem Embryonenschutzgesetz, einem Embryo gleichgestellt und somit (vor Zerstörung) zu schützen sind.[16]

---

10 Vgl. Gesetzgebung. Beck : http://gesetzgebung.beck.de/node/1012433 (Stand: 09.01.2012)
11 Vgl. SPIEGEL ONLINE: http://www.spiegel.de/wissenschaft/medizin/0,1518,773045,00.html (Stand: 09.01.2012)
12 Vgl. Zeitschrift für Heilpädagogik 9 (2003), S.357
13 Dederich, Markus, 2003, Zeitschrift für Heilpädagogik S.357
14 Vgl. Anhang I, Bild 1
15 Vgl. SPIEGEL ONLINE: http://www.spiegel.de/thema/praeimplantationsdiagnostik/ (Stand: 09.01.2012)
16 Vgl. Gesetz zum Schutz von Embryonen: http://www.gesetze-im internet.de/bundesrecht/eschg/gesamt.pdf (Stand: 09.01.2012)

Eine Alternative bietet deshalb die Untersuchung im Blastozystenstadium, welches fünf bis sechs Tage nach der Befruchtung der Eizelle erreicht ist.

Die zu entnehmenden Zellen des Embryos sind zu diesem Zeitpunkt pluripotent, was bedeutet, dass sich aus ihnen lediglich verschiedene Gewebe, aber keine eigenständigen Organismen, entwickeln können.[17]

Nach Durchführung der PID werden diejenigen Embryonen verworfen, die krankhaft verändertes Erbgut aufweisen, gesunde werden zum Transfer in die Gebärmutter freigegeben.

Zu den medizinischen Grenzen der Methode ist zu sagen, dass die PID nicht in allen Fällen erfolgreich verläuft bzw. ein aussagekräftiges Ergebnis liefern kann.

Die Fehlerquote der Diagnostik liegt derzeit bei 5%.[18]

Auch eine erfolgreiche Schwangerschaft kann die PID nicht garantieren.

„Einer internationalen Untersuchung zufolge wurde nur 14% der Paare nach einer PID und mehreren Implantationsversuchen tatsächlich Eltern".[19]

Ferner besteht bei einer Untersuchung im Blastozystenstadium eine erhöhte Gefahr den Embryo bei der Zellentnahme zu zerstören oder die Probe durch das Verletzen von Zellen zu verunreinigen.[20]

Risiken bestehen bei der PID vorrangig für die Frau.

Durch die Entnahme der Eizellen und den späteren Transfer der gesunden Embryonen können verschiedene Infektionen entstehen.

Des Weiteren kommt es vermehrt zu dem so genannten ovariellen Hyperstimulations-Syndrom (OHSS), welches durch die starke Hormonbehandlung der Frau vor der PID hervorgerufen werden kann.

Zu berücksichtigen ist auch das erhöhte Fehlbildungsrisiko bei in vitro gezeugten Embryonen.[21]

4. Rechtliche Aspekte bezüglich der PID

Bis zum Juli diesen Jahres war die PID gesetzlich nicht eindeutig geregelt.

Grundlagen für eine Bewertung der Methode aus rechtlicher Sicht bildeten vor Allem das Embryonenschutzgesetz (EschG) von 1991 und die Grundrechte des Menschen .

17 Vgl. SPIEGEL ONLINE:http://www.spiegel.de/thema/praeimplantationsdiagnostik/ ,
   Vgl. Deutsches Referenzzentrum für Ethik in den Biowissenschaften: http://www.drze.de/im-blickpunkt/pid (Stand: 09.01.2012)
18 Vgl. Deutscher Bundestag: http://www.bundestag.de/dokumente/analysen/2010/PID.pdf (Stand: 09.01.2012)
19 Dederich, 2003, S.357
20 Vgl. Deutsches Referenzzentrum für Ethik in den Biowissenschaften: http://www.drze.de/im-blickpunkt/pid (Stand: 09.01.2012)
21 Ebd.

Bei der PID werden aus der Eizelle der Frau in der Regel totipotente Zellen entnommen, die anschließend auf Erbkrankheiten untersucht werden, bevor es zu einer Einpflanzung in den Mutterleib kommt.[22]

Das eben genannte Gesetz zum Schutz von Embryonen besagt jedoch, dass bereits diese Zellen einem Embryo gleichgestellt sind und dementsprechenden Schutzmaßnahmen unterliegen.[23]

„(1) Als Embryo im Sinne dieses Gesetzes gilt bereits die befruchtete, entwicklungsfähige menschliche Eizelle vom Zeitpunkt der Kernverschmelzung an, ferner jede einem Embryo entnommene totipotente Zelle, die sich bei Vorliegen der dafür erforderlichen weiteren Voraussetzungen zu teilen und zu einem Individuum zu entwickeln vermag."[24]

Eine weitere Grundlage für Debatten über die PID auf rechtlicher Ebene boten die Grundrechte. So besagen sie schließlich unter Anderem,dass jeder „das Recht auf Leben und körperliche Unversehrtheit [hat]."[25] und kein Mensch auf Grund „seiner Behinderung benachteiligt werden [darf]."[26]

Im April 2011 kam es schließlich zu ersten Beratungen im Bundestag, bei denen drei verschiedene Gesetzesentwürfe zur PID behandelt wurden.[27]

Bei dem ersten Entwurf handelte es sich um einen Antrag auf eine Regelung der PID.

Die Diagnostik wird hierbei begrenzt zugelassen, etwa wenn die Elternteile die Veranlagung für eine schwerwiegende vererbbare Krankheit aufweisen. [28]

Der zweite Antrag plädiert für ein komplettes Verbot der PID.

Einen Mittelweg bildet der dritte Gesetzesentwurf, welcher zwar auch ein grundsätzliches Verbot der PID beinhaltet, jedoch Ausnahmen vorsieht.

Diese bilden Paare,„die eine genetische Veranlagung dafür haben, 'dass Schwangerschaften in der Regel mit einer Fehl- oder Totgeburt oder dem sehr frühen Tod des Kindes innerhalb des ersten Lebensjahres enden'." [29]

Am 6. Juli 2011 stimmte die Mehrheit im Bundestag für den Gesetzesentwurf zur Regelung der PID. Nachdem dieser auch vom Bundesrat angenommen wurde, kam es am 24.11.2011 zur

---

22 Vgl. Kap. 2
23 Gesetz zum Schutz von Embryonen: http://www.gesetze-im-internet.de/bundesrecht/eschg/gesamt.pdf (Stand: 09.01.2012)
24 Ebd.
25 Vgl. Deutscher Bundestag: http://www.bundestag.de/dokumente/rechtsgrundlagen/grundgesetz/gg_01.html (Stand: 09.01.2012)
26 Ebd.
27 Vgl. Beck-aktuell Gesetzgebung: http://gesetzgebung.beck.de/node/1012433 (Stand: 09.01.2012)
28 Vgl. SPIEGEL-ONLINE: http://www.spiegel.de/wissenschaft/medizin/0,1518,772870,00.html (Stand: 09.01.2012)
29 Ebd.

Verkündigung des Gesetzes im Bundesgesetzblatt (BGB).

Seit dem 8. Dezember dieses Jahres ist das Präimplantationsdiagnostikgesetz offiziell gültig.[30] Es gibt unter Anderem an, wer unter welchen Umständen berechtigt ist, eine PID durchführen zu lassen.

> *„(2) Besteht auf Grund der genetischen Disposition der Frau, von der die Eizelle stammt, oder des Mannes, von dem die Samenzelle stammt, oder von beiden für deren Nachkommen das hohe Risiko einer schwerwiegenden Erbkrankheit, handelt nicht rechtswidrig, wer zur Herbeiführung einer Schwangerschaft mit schriftlicher Einwilligung der Frau, von der die Eizelle stammt, nach dem allgemein anerkannten Stand der medizinischen Wissenschaft und Technik Zellen des Embryos in vitro vor dem intrauterinen Transfer auf die Gefahr dieser Krankheit genetisch untersucht. Nicht rechtswidrig handelt auch, wer eine Präimplantationsdiagnostik mit schriftlicher Einwilligung der Frau, von der die Eizelle stammt, zur Feststellung einer schwerwiegenden Schädigung des Embryos vornimmt, die mit hoher Wahrscheinlichkeit zu einer Tot- oder Fehlgeburt führen wird."[31]*

Die Frage bleibt jedoch, wer „die ethische Kompetenz [besitzt], die Indikationen für den Einsatz der Präimplantationsdiagnostik einzugrenzen [...]"[32] und somit zu entscheiden, ab wann eine Erbkrankheit „schwerwiegend"[33] genug ist.

5. Verschiedene Stellungnahmen zur PID

In allen gesellschaftlichen Bereichen wurde und wird immer noch häufig über die umstrittene Diagnostik diskutiert.

Drei der entscheidensten Positionen werden an dieser Stelle thematisiert, um zu verdeutlichen, welche verschiedenen Denkansätze unter Anderem in der Gesellschaft vertreten sind und wie kontrovers die einzelnen Meinungen teilweise sind.

Besonders in der Politik herrscht, wie im Folgenden beschrieben , eine große Uneinigkeit zum

---

30 Vgl. Beck-aktuell Gesetzgebung: http://gesetzgebung.beck.de/node/1012433 (Stand: 09.01.2012)
31 Vgl. Gesetz zum Schutz von Embryonen:http://www.gesetze-im-internet.de/bundesrecht/eschg/gesamt.pdf (Stand: 09.01.2012)
32 Neuer-Miebach, Therese (2001), Ethische Herausforderungen durch die Verheißung der Gentechnik S.14
33 Vgl. Gesetz zum Schutz von Embryonen: http://www.gesetze-im-internet.de/bundesrecht/eschg/gesamt.pdf (Stand: 09.01.2012)

Thema PID, teilweise auch parteiintern.

5.1 Meinungen aus der Politik

Einleitend ist zu sagen, dass die nachfolgenden Standpunkte einzelner Personen nur exemplarisch genannt werden und zum Teil nicht der allgemeinen Position ihrer Partei entsprechen.

In der CDU weichen die einzelnen, persönlichen Meinungen so manches Mal voneinander ab.

So spricht sich Bundeskanzlerin Angela Merkel ausdrücklich für ein komplettes Verbot der PID aus.[34]

Mit den Worten: „Ich bin für ein Verbot der PID, weil ich einfach Sorge habe, dass wir die Grenzen nicht richtig definieren."[35], konkretisiert sie ihre Bedenken.

Konträr dazu äußert sich die Bundesfamilienministerin Kristina Schröder.

Für sie ist es „eine Frage der Nächstenliebe, den Paaren zu helfen, die sich ein Kind wünschen, aber in deren Familien es schwere Erbkrankheiten gibt."[36]

Wenn es durch die PID eine Möglichkeit gibt, den zukünftigen Kindern eine solche Krankheit zu ersparen, hält sie es für eine richtige Entscheidung, dies auch zu tun.[37]

Schröder verdeutlicht jedoch auch, dass es einer „kompetenten Ethikkommission"[38] bedarf, um jede Anfrage für eine PID individuell und nach festgelegten Regeln zu bewerten.[39]

Unterstützung bekommt die Ministerin von Peter Hintze, ebenfalls CDU-Politiker, der eine begrenzte Zulassung der PID fordert.[40]

Seiner Meinung nach geht es bei der Genuntersuchung aus Sicht der Eltern lediglich darum, „ein Verhängnis, um das ich weiß, nicht weitergeben zu müssen."[41]

Auch bei den Sozialdemokraten herrscht Uneinigkeit.

Der Ethikexperte der SPD, René Röspel, befürwortet ein generelles Verbot der PID, jedoch mit Ausnahmen, die strengsten Kriterien unterliegen.[42]

---

34 Vgl. SPIEGEL-ONLINE: http://www.spiegel.de/politik/ausland/0,1518,729479,00.html (Stand: 09.01.2012)
35 Merkel,Angela, (2010), http://www.spiegel.de/politik/ausland/0,1518,729479,00.html (Stand: 09.01.2012)
36 Schröder,Kristina, (2011), http://www.spiegel.de/spiegel/print/d-78602537.html (Stand: 09.01.2012)
37 SPIEGEL-ONLINE: http://www.spiegel.de/spiegel/print/d-78602537.html (Stand: 09.01.2012)
38 Schröder (2011)
39 SPIEGEL-ONLINE: http://www.spiegel.de/spiegel/print/d-78602537.html (Stand: 09.01.2012)
40 SPIEGEL-ONLINE: http://www.spiegel.de/wissenschaft/medizin/0,1518,772870,00.html (Stand: 09.01.2012)
41 Hintze, Peter: Bundestag streitet über Gentests bei Embryos (2011), http://www.spiegel.de/wissenschaft/medizin/0,1518,772870,00.html (Stand:09.01.2012)
42 Vgl. SPIEGEL-ONLINE: http://www.spiegel.de/wissenschaft/medizin/0,1518,772870,00.html (Stand: 09.01.2012)

Er führt weiterhin an: „Wir wollen nicht, dass darüber entschieden wird, ob ein Leben gelebt werden darf. Aber wir akzeptieren die Tatsache, dass im Embryo die Entscheidung bereits getroffen ist, dass er nicht leben kann."[43]

Doch es äußerten sich auch Mitglieder der sozialdemokratischen Partei gegen die Zulassung der PID.

So warnt Generalsekretärin Andrea Nahles vor der „genetischen Qualitätskontrolle"[44] und auch Wolfgang Thierse hat Bedenken. „Es ist nicht Alarmismus [...], wenn man die Möglichkeiten der Begrenzung der PID für außerordentlich fraglich hält."[45], findet er.

Dem häufig angeführten Argument von PID-Gegnern, eine Zulassung könnte bald dazu führen , dass ein Kind nach Wünschen der Eltern gezeugt wird, bringt Carola Reimann entgegen: „Wer die Prozedur einer PID auf sich nimmt, tut das nicht, um ein Kind mit blauen Augen zu bekommen."[46]

Von Seiten der FDP stellt sich Gesundheitssekretärin Ulrike Flach auf die Seite der Frauen.

Sie ist der Meinung, dass der Gesetzgeber „vor dem Bundesverfassungsgericht scheitern [werde], wenn er eine Frau zwinge, zur Abwendung einer schweren Erbkrankheit oder einer Fehl- oder Totgeburt eine Abtreibung vorzunehmen."[47]

Ihre Parteigenossin Christine Aschenberg-Dugnus hält die PID zudem für einen „Ausdruck der Ethik des Helfens."[48]

5.2 Ansichten von Theologen und Vertretern der Kirche

Auch unter Theologen sowie Bischöfen und anderen Vertretern der Kirche ist die PID ein vielfach behandeltes Thema.

Besonders im Hinblick auf ethische Aspekte stufen viele deutsche Geistliche, wie im Nachfolgenden verdeutlicht wird, die noch junge Methode als äußerst bedenklich ein.

So äußert der Vorsitzende der katholischen Deutschen Bischofkonferenz, Erzbischof Robert

---

43 Röspel,René (SPD), (2011), http://www.spiegel.de/fotostrecke/fotostrecke-70131-10.html (Stand: 05.01.2012)
44 Nahles, Andrea: „Es wird kein Designerbaby geben" (2011)
   http://www.spiegel.de/wissenschaft/medizin/0,1518,772984,00.html (Stand: 09.01.2012)
45 Thierse, Wolfgang, (2011), http://www.spiegel.de/fotostrecke/fotostrecke-70131-6.html (Stand: 09.01.2012)
46 Reimann, Carola, (2011), http://www.spiegel.de/fotostrecke/fotostrecke-70131-3.html   (Stand: 09.01.2012)
47 Flach, Ulrike: Bundestag streitet über Gentests bei Embryos (2011),
   http://www.spiegel.de/wissenschaft/medizin/0,1518,772870,00.html (Stand: 09.01.2012)
48 Aschenberg-Dugnus, Christine, (2011), http://www.spiegel.de/fotostrecke/fotostrecke-70131-7.html (Stand: 09.01.2012)

Zollitsch, große Bedenken „wenn sich der Mensch zum Herrn über andere Menschen macht und bestimmt, welches Leben sich entwickeln darf und welches nicht".[49]

Wer die PID befürwortet untersteht seiner Meinung nach einer „irregeleitete[n] Sucht nach Glück"[50].

Ferner stellt Zollitsch sich die Frage, wer sich anmaßt zu entscheiden, welche Art von Krankheit ein glückloses Leben bedeutet.[51]

Auch für Menschen mit Behinderungen, meint der Erzbischof, würde die Durchführung der PID Konsequenzen bedeuten, da ihre Möglichkeiten in der Gesellschaft Fuß zu fassen mit dieser Einstellung zusätzlich erschwert werden.[52]

Zustimmung bekommt Zollitsch von Franz-Josef Overbeck, einem Bischof aus Essen, der die Auffassung hat, die PID lasse die nötige Schutzfunktion für zukünftiges Leben vermissen.[53]

Der Landesbischof Johannes Friedrich vertritt zudem die Meinung, dass das Leben uns von Gott geschenkt ist und kein Mensch darüber verfügen kann und sollte.[54]

Bei dem Kölner Kardinal Meisner fällt die Kritik an der PID noch drastischer aus.

Er vergleicht das Verfahren mit dem biblischen Kindermord des Königs Herodes, der zu seiner Zeit nach bestimmten Kriterien Jungen töten ließ.[55]

Wie der damalige König haben „die Befürworter der PID [...] auch ihre Kriterien"[56], nach denen sie sich bewusst gegen bestimmte menschliche Wesen entscheiden.[57]

Wie Robert Zollitsch zuvor, sieht auch Meisner die Nachteile für geistig und/oder körperlich behinderte Menschen. Er ist überzeugt, dass die Menschenwürde niemandem aberkannt werden kann und nicht von einer Erkrankung oder Behinderung gemindert wird.[58]

Der Kardinal führt abschließend an: „Gesundheit ist gewiss ein hohes Gut, das höchste Gut des Menschen ist sie nicht".[59]

49 Zollitsch, Robert: Bischöfe predigen gegen Embryonentests (2010), http://www.spiegel.de/politik/deutschland/0,1518,736544,00.html (Stand: 05.01.2012)
50 Zollitsch, (2010)
51 Vgl. SPIEGEL-ONLINE: http://www.spiegel.de/politik/deutschland/0,1518,736544,00.html
52 Ebd.
53 Vgl. SPIEGEL-ONLINE: http://www.spiegel.de/politik/deutschland/0,1518,736544,00.html (Stand: 09.01.2012)
54 Ebd.
55 Vgl. SPIEGEL-ONLINE: http://www.spiegel.de/politik/deutschland/0,1518,736904,00.html (Stand: 09.01.2012)
56 Meisner, Joachim: Kardinal Meisner vergleicht Embryonentests mit biblischem Kindermord (2010), http://www.spiegel.de/politik/deutschland/0,1518,736904,00.html (Stand: 09.01.2012)
57 Vgl. SPIEGEL-ONLINE: http://www.spiegel.de/politik/deutschland/0,1518,736904,00.html
58 Ebd.
59 Meisner (2010)

5.3 Ansichten von Personen in der Behindertenhilfe und betroffenen Elternteilen

Besonders für Menschen, die im Bereich der Behindertenhilfe tätig sind und natürlich für betroffene Paare, bietet die PID einen Anlass für hitzige Diskussionen.

Hubert Hüppe, Behindertenbeauftragter und gleichzeitig Vater eines behinderten Kindes, weiß um die Ängste von Paaren, denen die Geburt eines behinderten Kindes prophezeit wird,

ist jedoch der Meinung, dass eher daran gearbeitet werden müsse, „die entstehenden Probleme zu lösen, anstatt das Kind zu verhindern."[60]

Er spricht sich eindeutig gegen die PID aus, denn er hat den Wunsch, „dass jedes Kind, das einmal gezeugt wurde, das Recht hat zu leben, egal ob behindert oder nicht."[61]

Des Weiteren sieht Hüppe Probleme bei der Eingrenzung der Fälle, in denen eine PID zulässig ist.[62]

„Wer PID eingrenzen will, muss auch sagen, wen er ausgrenzen will. Dann müssen sie sagen: Dieses Leben ist lebenswert oder zumutbar, jenes nicht."[63]

Diplom-Pädagoge Jürgen Moosecker hält die eingeschränkte Zulassung der PID aus sonderpädagogischer Sicht auch für unzufriedenstellend.[64]

Einen Indikationskatalog hält er für untragbar und auch die Formulierung einer Generalklausel sei nicht geeignet, da sie zu viel Raum für Interpretationen biete.[65]

Aus einer grundlegend anderen Perspektive betrachten die folgenden zwei Familien die PID und ihre Möglichkeiten.

Sonja und Michael Werner sind Eltern eines Mädchens, welches nach einer PID geboren wurde.[66]

Zwei Fehlgeburten musste das Paar ertragen, bevor Ärzte feststellten, dass Sonja Werner einen seltenen Gendefekt in sich trägt, der mit hoher Wahrscheinlichkeit zu der Geburt eines

---

60 Hüppe, Hubert: Es gibt kein Recht auf ein Kind ohne Behinderung (2010),
  http://www.welt.de/debatte/article10868217/Es-gibt-kein-Recht-auf-ein-Kind-ohne-Behinderung.html (Stand:
  09.01.2012)
61 Hüppe, (2010)
62 Vgl. SPIEGEL-ONLINE: http://www.welt.de/debatte/article10868217/Es-gibt-kein-Recht-auf-ein-Kind-ohne-
  Behinderung.html (Stand: 09.01.2012)
63 Hüppe (2010)
64 Vgl. Zeitschrift für Heilpädagogik 6 (2003), S.237
65 Ebd.
66 Vgl. SPIEGEL-ONLINE: http://www.spiegel.de/panorama/gesellschaft/0,1518,772826,00.html (Stand:
  09.01.2012)

schwerstbehinderten Kindes führen würde.[67]

Als auch ein dritter Versuch scheiterte wendete sich die verzweifelte junge Frau an Matthias Bloechle[68], der eine PID vornahm, die letztendlich zu einer erfolgreichen Schwangerschaft und der Geburt eines gesunden Kindes führte.[69]

Sonja Werner sagt ausdrücklich: „Keine Frau unterzieht sich dieser Tortur, nur um ein Designerbaby zu bekommen oder das Geschlecht auswählen zu können."[70]

Den Gegenpol zu diesem Fallbeispiel bietet eine Ärztin und Professorin namens Jeanne Nicklas-Faust, Mutter einer geistig behinderten jungen Frau.

Als Bundesgeschäftsführerin des Behindertenverbandes „Lebenshilfe" ist ihre Sorge, dass durch die Zulassung der PID „die Vermeidbarkeit von Behinderung stärker in den Fokus [rückt]".[71]

Ferner ist sie der Meinung, dass diese Diagnostk eindeutig gegen die Menschenwürde verstößt.[72]

Nicklas-Faust äußert zwar Verständnis für Paare, die sich bewusst gegen ein Kind mit einer Behinderung entscheiden, nimmt im Hinblick auf die PID jedoch an, dass zukünftige Eltern im Laufe der Zeit aufhören ihre Kinder bedingungslos zu akzeptieren.[73]

Das Vorurteil ein Leben mit einem behinderten Kind sei ein unglückliches weist die Mutter strikt zurück. „Ja, das Leben mit einem behinderten Kind ist anstrengender, aber nicht weniger glücklich"[74], beteuert sie.

6. Fazit

Die verschiedenen Denkansätze und Ansichten zum Thema Präimplantationsdiagnostik sind zahlreich, die Diskussionen darüber hitzig.

Und trotz des jüngsten Gesetzes zur Regelung der PID werden die Debatten sicherlich noch nicht abklingen, denn viele kritische Stimmen melden sich zu Wort und plädieren für moralisch und ethisch korrektes Handeln oder noch strengere Grenzen in der Gesetzgebung.

Ob PID-Gegner und Befürworter überhaupt die Kluft zwischen ihnen überwinden und auf einen, für alle vertretbaren, Nenner kommen können, ist fraglich.

---

67 Ebd.
68 Vgl. Kap. 1
69 Vgl.SPIEGEL-ONLINE: http://www.spiegel.de/panorama/gesellschaft/0,1518,772826,00.html (Stand: 09.01.2012)
70 Werner, Sonja: Die Gewissensfrage (2011), http://www.spiegel.de/panorama/gesellschaft/0,1518,772826,00.html (Stand: 09.01.2012)
71 Nicklas-Faust, Jeanne: Die Gewissensfrage (2011), http://www.spiegel.de/panorama/gesellschaft/0,1518,772826,00.html (Stand: 09.01.2012)
72 Vgl.SPIEGEL-ONLINE: http://www.spiegel.de/panorama/gesellschaft/0,1518,772826,00.html (Stand: 09.01.2012)
73 Ebd.
74 Nicklas-Faust, (2011)

Zu gegensätzlich sind die Ansichten und zu gering die Toleranz gegenüber anderen Argumenten. Zu Recht bildet sich jeder einzelne Mensch und auch jeder gesellschaftliche Bereich eine eigene Meinung zu diesem heiklen und ohne Zweifel wichtigen Thema.

So entscheidet die PID im ernstfall doch über Leben und Tod, vorläufige Gesundheit oder Krankheit, die Chance ein neues Leben in die Welt setzen zu können oder nicht.

Um auf das eingangs erwähnte Gedankenexperiment zurückzukommen – meine Meinung dazu steht fest.

Und gewiss würden sich viele Andere, auch PID-Gegner, meiner Sichtweise anschließen und das bereits existierende Baby retten.

Allein an dieser Entscheidung lässt sich jedoch nicht eine komplexe Stellung zu dem Thema PID herausfinden. Das Experiment liefert lediglich einen guten Denkanstoß.

Meiner Meinung nach sollte die neue Diagnostik nur Paaren zugänglich gemacht werden, denen versichert ist, dass ein Embryo außerhalb des Mutterleibes nicht überlebensfähig ist oder das Kind auf Grund einer bestimmten Krankheit bereits im Kleinkindalter versterben würde.

Das Erleben einer Fehl- oder Totgeburt muss traumatisierend sein und wenn die Möglichkeit besteht, dies zu verhindern, spricht für mich nichts entscheidendes dagegen. Niemandem sollte es verwehrt bleiben eine eigene Familie zu gründen.

Bei dem Punkt der Vermeidung von potentiellen Behinderungen des Kindes bin ich jedoch anderer Meinung.

Ich kann durchaus nachvollziehen, dass die Vorstellung ein Leben mit einem beeinträchtigten Kind zu führen, im ersten Augenblick beängstigend sein muss, jedoch gehören Behinderung und auch Krankheit zum Leben dazu und einen Anspruch auf Vollkommenheit und Perfektion haben wir Menschen einfach nicht.

Besonders erschreckend finde ich jedoch die Äußerungen einiger Menschen, dass ein Leben mit Behinderung oder einem behinderten Kind kein glückliches sei, obwohl sicherlich viele dieser Personen noch keinen richtigen Kontakt mit Behinderten Menschen hatten. Solche Aussagen zeugen für mich von einer gewissen Unwissenheit.

Zusammenfassend ist zu sagen, dass die PID in der Tat viele Möglichkeiten mit sich bringt, da sie neue medizinische Möglichkeiten auftut und vielen Paaren den Weg für eine eigene Familienplanung ebnet.

Doch sowohl in medizinischer als auch in rechtlicher Hinsicht gibt es Grenzen.

Zudem wird, so lange die Indikationen für eine PID nicht noch strikter eingegrenzt werden, auch immer die Angst bei vielen Gegnern bleiben, dass diese Grenzen mit der Zeit ausgedehnt werden und die Möglichkeit entsteht, ein Kind nach Vorstellung der Eltern zu „kreieren" oder Behinderungen voll und ganz zu vermeiden.

Letztendlich fassen es die Worte von Lee M. Silver treffend zusammen:

„Was möglich ist, wird auch Wirklichkeit werden, ob es ethisch vertretbar ist oder nicht".[75]

---

75 Silver, Lee M.: Ethische Herausforderungen durch die Verheißung der Gentechnik (2001)

14

7. Literaturverzeichnis

1. Bücher

Dederich, Markus: Kritische Anmerkungen zur Präimplantationsdiagnostik.
In: Zeitschrift für Heilpädagogik 9/2003, S.356-362.

Moosecker, Jürgen: Präimplantationsdiagnostik – Ethisches Dilemma oder Dammbruch?
In: Zeitschrift für Heilpädagogik 6/2003, S.234-239.

Neuer-Miebach, Therese: Ethische Herausforderungen durch die Verheißung der Gentechnik.
In: Vierteljahresschrift für Behindertenpädagogik in Praxis, Forschung und Lehre und Integration
Behinderter, 40/2001, S.6-22.

---

2. Internetquellen

Bundesgesetzblatt (BGBl): Gesetz zum Schutz von Embryonen. (Embryonenschutzgesetz
EschG) (2011)
Aus: http://www.gesetze-im-internet.de/bundesrecht/eschg/gesamt.pdf
Stand: 14.01.2012.

Deter, Gerhard, **Böhmer,** Hannah: Aktueller Begriff Präimplantationsdiagnostik (PID). (2010)
Aus: http://www.bundestag.de/dokumente/analysen/2010/PID.pdf
Stand: 14.01.2012.

Ditz, Rüdiger (Hrsg.): Bundeskanzlerin feiert Embryonentest – Entscheidung (2010)
Aus: http://www.spiegel.de/politik/ausland/0,1518,729479,00.html
Stand: 14.01.2012

Ditz, Rüdiger (Hrsg.): Bundestag streitet über Gentests bei Embryos. (2011)
Aus: http://www.spiegel.de/wissenschaft/medizin/0,1518,772870,00.html
Stand: 14.01.2012.

Ditz, Rüdiger (Hrsg.): Bischöfe predigen gegen Embryonentests. (2010)

Aus: http://www.spiegel.de/politik/deutschland/0,1518,736544,00.html
Stand: 14.01.2012.

Ditz, Rüdiger (Hrsg.): Kardinal Meisner vergleicht Embryonentests mit biblischem Kindermord.
(2010)
Aus: http://www.spiegel.de/politik/deutschland/0,1518,736904,00.html
Stand: 14.01.2012.

Ditz, Rüdiger (Hrsg.): Spiegel Online ZITATE (2011)
Aus: http://www.spiegel.de/fotostrecke/fotostrecke-70131-10.html
Stand: 14.01.2012.

Ditz, Rüdiger (Hrsg.): „Es wird kein Designerbaby geben". (2011)
Aus: http://www.spiegel.de/wissenschaft/medizin/0,1518,772984,00.html
Stand: 14.01.2012.

Ditz, Rüdiger (Hrsg.): Präimplantationsdiagnostik (PID). (2011)
Aus: http://www.spiegel.de/thema/praeimplantationsdiagnostik/
Stand: 14.01.2012.

Duttge, Gunnar: Zwischen „Mensch" und „Sache" gibt es keinen Kompromiss. (2010)
Aus: http://www.lto.de/de/html/nachrichten/1803/zwischen-mensch-und-sache-gibt-es-keinen-
kompromiss/
Stand: 14.01.2012.

Hackenbroch, Veronika: Sieg der Vernunft. (2011)
Aus: http://www.spiegel.de/wissenschaft/medizin/0,1518,773045,00.html
Stand: 14.01.2012.

Hillebrand, Ingo, Lanzerath, Dirk, Piro, Laura, Schmitz, Barbara, Weiffen, Michael:
Präimplantationsdiagnostik. (2000)
Aus: http://www.drze.de/im-blickpunkt/pid
Stand: 14.01.2012.
Jachmann, Maika (Hrsg.): Die Grundrechte.

16

Aus: http://www.bundestag.de/dokumente/rechtsgrundlagen/grundgesetz/gg_01.html
Stand: 14.01.2012.

Junk, Marco: Entwicklungsgeschichte. (2011)
Aus: http://gesetzgebung.beck.de/node/1012433
Stand: 14.01.2012.

Jüttner, Julia: Die Gewissensfrage. (2011)
Aus: http://www.spiegel.de/panorama/gesellschaft/0,1518,772826,00.html
Stand: 14.01.2012.

Menkens, Sabine: Es gibt kein Recht auf ein Kind ohne Behinderung. (2010)
Aus: http://www.welt.de/debatte/article10868217/Es-gibt-kein-Recht-auf-ein-Kind-ohne-
Behinderung.html
Stand: 14.01.2012.

Schwägerl, Christian, **Elger**, Katrin: Eine Frage der Nächstenliebe. (2011)
Aus: http://www.spiegel.de/spiegel/print/d-78602537.html
Stand: 09.01.2012.

---

3. Abbildungen

Bild 1
Aus: http://www.welt.de/debatte/article10295070/Ein-Moratorium-fuer-die-
Praeimplantationsdiagnostik.html
Stand: 14.01.2012.

Bild 2
Aus: http://www.donaukurier.de/storage/pic/afp/journal/pol/2087622_1_xio-fcmsimage-
20110705144714-006090-4e1307d2c0da8.photo_1309866344196-1-HD.jpg
Stand: 14.01.2012.

Bild 3

Aus: http://www.toonpool.com/cartoons/Bundestag%20Gentests%20an%20Embryos_135123

Stand: 14.01.2012

18

8. Anhang

Bild 1

Geprüftes Erbgut

Präimplantationsdiagnostik (PID): Ein Embryo wird nach einer künstlichen Befruchtung vor der Einpflanzung in die Gebärmutter auf krankhaft verändertes Erbgut (Erbkrankheiten) untersucht.

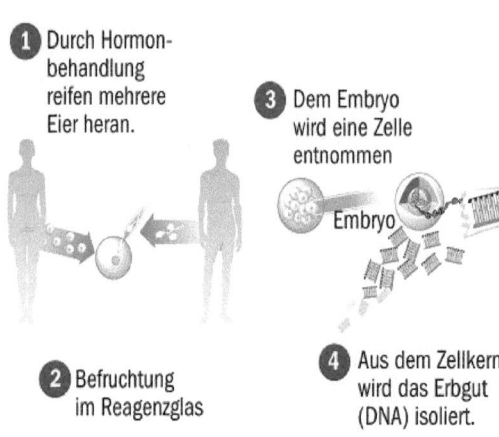

1 Durch Hormonbehandlung reifen mehrere Eier heran.

2 Befruchtung im Reagenzglas

3 Dem Embryo wird eine Zelle entnommen

Embryo

4 Aus dem Zellkern wird das Erbgut (DNA) isoliert.

5 Die zu prüfenden DNA-Abschnitte werden herausgeschnitten, vervielfältigt und auf Erbkrankheiten untersucht:

A **Gesund**
Der Embryo wird zur Einpflanzung freigegeben.

B **Krank**
Es wird krankhaft verändertes Erbgut festgestellt.
Der Embryo wird nicht eingepflanzt.

Bisher in Deutschland verboten, Ethikrat empfiehlt begrenzte Zulassung.

Quelle: dpa

Verlauf der Präimplantationsdiagnostik (PID)[76]

---

76 http://www.welt.de/multimedia/archive/01146/Erbgut_DW_Politik__1146472z.jpg

Bild 2

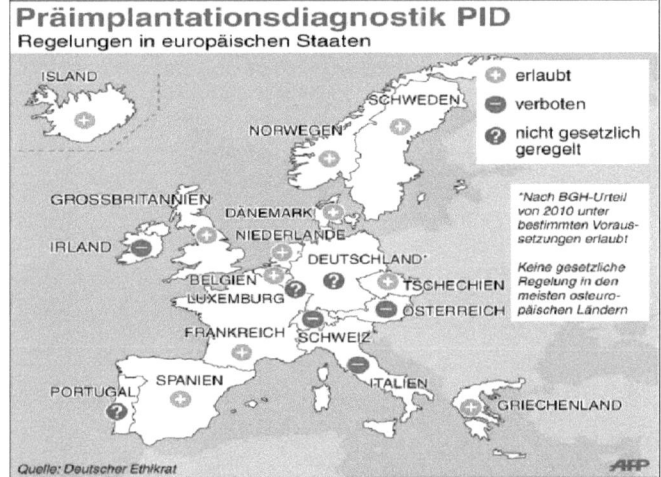

Regelung der PID in Europa[77]

77 http://www.donaukurier.de/storage/pic/afp/journal/pol/2087622_1_xio-fcmsimage-20110705144714-006090-
4e1307d2c0da8.photo_1309866344196-1-HD.jpg

Bild 3

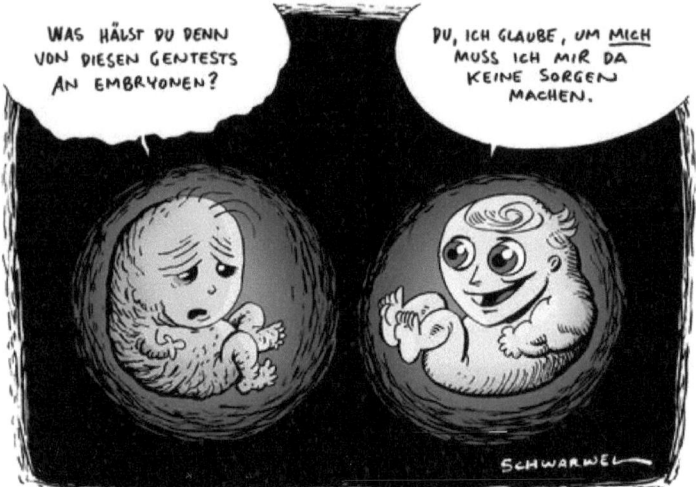

Karikatur zum Thema PID[78]

---

78 http://www.toonpool.com/cartoons/Bundestag%20Gentests%20an%20Embryos_135123